61 Bio-Rezepte um Krebs vorzubeugen:

Stärke dein Immunsystem auf natürliche Weise um den Krebs zu bekämpfen

Von

Joe Correa CSN

COPYRIGHT

Diese Veröffentlichung ist dafür, genaue und verbindliche Informationen hinsichtlich des behandelten Themas zur Verfügung zu stellen. Es wird unter der Voraussetzung verkauft, dass weder der Autor noch der Verleger medizinische Beratung leisten. Wenn medizinischer Rat oder Hilfe benötigt wird, bitte einen Arzt konsultieren. Dieses Buch ist nur eine Hilfe und sollte nicht Ihrer Gesundheit schaden. Konsultieren Sie bitte einen Arzt bevor Sie mit diesem Ernährungsplan beginnen, um sicherzustellen, dass es für Sie passt.

DANKSAGUNG

Dieses Buch ist meinen Freunden und meiner Familie gewidmet, die leichte oder ernste Krankheiten hatten, so dass Sie eine Lösung finden und die notwendigen Veränderungen in Ihrem Leben zu machen.

61 Bio-Rezepte um Krebs vorzubeugen:

Stärke dein Immunsystem auf natürliche Weise um den Krebs zu bekämpfen

Von

Joe Correa CSN

INHALT

ÜBER DEN AUTOR

Nach jahrelanger Forschung glaube ich ehrlich an die positive Wirkung die richtige Ernährung auf den Körper und den Geist haben kann. Meine Kenntnis und Erfahrung haben mir geholfen, im Laufe der Jahre gesünder zu leben, was ich mit meiner Familie und Freunden geteilt habe. Je mehr Sie über gesünderes Essen und Trinken wissen, desto eher werden Sie Ihr Leben und die Essgewohnheiten ändern wollen.

Ernährung ist ein Schlüsselfaktor im Pozess für Gesundheit und ein längeres Leben - also starte noch heute. Der erste Schritt ist der wichtigste und der bedeutungsvollste.

EINFÜHRUNG

61 Bio-Rezepte um Krebs vorzubeugen: Stärke dein Immunsystem auf natürliche Weise um den Krebs zu bekämpfen

Von Joe Correa CSN

Krebs ist eine Krankheit, die jedes Jahr Millionen an Leben nimmt und es kann jeden treffen, egal wie alt. Es trifft auch Menschen, die vollkommen gesund leben. Das Beste was Sie tun können ist so gut wie möglich darüber informiert zu sein, wie man diese schreckliche Krankheit verhindern kann.

Studien zeigen, dass 33% aller Krebsarten durch einen gesunden Lebensstil verhindert werden können. Aber das ist in erster Linie mit gesundem Essen und körperlicher Aktivität verbunden.

In diesem Buch haben wir die feinste Auswahl an Rezepten mit von Experten empfohlenen Zutaten, als besten Weg Krebs zu verhindern, zusammengefasst.

Frische Früchte, verschiedene Gemüsesorten reich an Ballaststoffen und reduzierte Salzaufnahme sind einige der wichtigsten Dinge, auf die Sie sich konzentrieren müssen, wenn Sie Ihre Ernährung ändern.

Diese Rezepte helfen Ihnen, ein gesundes Gewicht zu erreichen, das auch Ihr Idealgewicht sein soll, da dies ein wichtiger Faktor ist beim Versuch einen gesunden Lebensstil ohne Krebs zu leben. Fettleibigkeit steht im Zusammenhang mit einem erhöhten Krebsrisiko.

Den Alkoholkonsum einschränken oder aufhören sowie mit dem Rauchen aufhören hilft dem Immunsystem stark zu sein, so dass es gegen jede Krankheit kämpfen kann.

Diese Rezepte beinhalten die stärksten Zutaten gegen Krebs. Die Tomate ist gut bei Prostatakrebs, weiße und rote Zwiebeln schützen den Magen, den Dickdarm und den Enddarm und Vitamin C ist super für die Speiseröhre.

Vitamine und Mineralien können mit Ergänzungsmitteln aufgenommen werden, aber es wird immer empfohlen, zurück zur Quelle zugehen, das sind Früchte und Gemüse. Diese Rezepte beinhalten hunderte anderer Pflanzeninhaltsstoffe, die in keinen Multivitamintabletten gefunden werden können. Einige dieser Substanzen sind: Flavonoide (von Zitrusfrüchten, Beeren, etc.), verschiedene Pigmente mit Antioxidantien (von Trauben, Auberginen, Rotkohl), Quercetin (von Apfel, Zwiebel), Carotinoide (von Karotten, Melonen, Aprikosen), Lycopen (von Tomaten), Lutein für die Augen (von Spinat und Kohl).

Ändern Sie sich zum Guten!

61 BIO-REZEPTE UM KREBS VORZUBEUGEN: STÄRKE DEIN IMMUNSYSTEM AUF NATÜRLICHE WEISE UM DEN KREBS ZU BEKÄMPFEN

Frühstücksrezepte

1. Banane-Manuka Honig-Smoothie

Zutaten:

240 ml gekühlter Apfelsaft

Eine Handvoll gehackter Spinat

1 mittelgroße Banane

2 TL Manuka-Honig

geraspelter Ingwer, für den Geschmack

Zubereitung:

Alle Zutaten in den Mixer geben und anschalten. Mixen bis die Banane und der Spinat vollständig glatt ist. Der Banane-Manuka Honig-Smoothie ist fertig!

Nährwertangaben pro Portion: Kcal: 238, Proteine: 7,5 g, Kohlenhydrate: 35 g, Fette: 5 g

2. Apfel-Müsli mit Gojibeeren und Leinsamen

Zutaten:

85 g Haferflocken

60 g getrocknete Gojibeeren

2 große Äpfel

3 EL Leinsamen

3 EL Honig

300 ml Kokoswasser

300 ml Kokoswasser

2 EL Minzblätter

Himalaya-Salz, für den Geschmack

Zubereitung:

Den Apfel in eine große Schüssel reiben. Joghurt, Gojibeeren, Leinsamen,   Haferflocken, Minze und Kokoswasser in die Schüssel geben und gut verrühren. Die Mischung über Nacht kühl stellen. Salz und Honig in das Müsli mischen und servieren!

Nährwertangaben pro Portion: Kcal: 280, Proteine: 4 g, Kohlenhydrate: 44,5 g, Fette: 6 g

3.   Biologischer Deli-Burrito mit Spinat

Zutaten:

2 Scheiben biologischen Schinken

1 TL Ghee

2 ganze Eier

55 g gehackter Spinat

Prise Salz

2 EL gewürfelte Paprika

1 kleine Tomate, gehackt

Guacamole und frischer Koriander, zum servieren

Zubereitung:

Eier und Salz in einer Rührschüssel verquirlen und zur Seite stellen. Eine Pfanne bei mittlerer Hitze erwärem und das Ghee zugeben. Spinat, Tomate und Paprika für 3 Minuten andünsten. Eier zugeben und die Mischung mit einem Pfannenwender vermischen. Wenn das Rührei fertig ist, aus der Pfanne nehmen und in jede Scheibe Schinken geben.

Den Schinken aufrollen und das Ende mit einem Zahnstocher feststecken. Den Schinken auf allen Seiten gleichmäßig anbraten und auf einen Servierteller geben. Warm mit Guacamole und Koriander servieren.

Nährwertangaben pro Portion: Kcal: 300, Proteine: 19 g, Kohlenhydrate: 75,5 g, Fette: 20 g

4.   Cashewnuss-Haferbrei

Zutaten:

1 reife gelbe Banane, geschnitten

480 ml Kokosmilch, ungesüßt

½ TL Zimt

75 g gehackte Cashewnüsse

55 g gehackte Mandeln

55 g gehackte Pekannüsse

Prise Salz

Zubereitung:

Nüsse in eine Rührschüssel geben und genug Wasser zugeben, bis die Nüsse bedeckt sind. Salz drübergeben, Schüssel abdecken und über Nacht einweichen. Mit fließendem Wasser spülen und abtropfen. Die Nüsse in die Küchenmaschine geben und Banane, Kokosmilch und Zimt hinzufügen. Die Zutaten vermengen bis die Mischung dick und glatt ist.

Die Mischung in eine Pfanne bei mittlerer Hitze geben. Für ca. 5 Minuten kochen oder bis es bei ständigem Rühren zum Kochen beginnt. In 4 Servierschüsseln geben und mit separaten gehackten Nüssen garnieren, wenn gewünscht.

Nährwertangaben pro Portion: Kcal: 300, Proteine: 7,2 g, Kohlenhydrate: 17,5 g, Fette: 25,5 g

5.   Kirschtomaten-Omelet

Zutaten:

4 mittelgroße, ganze Freilandeier, geschlagen

110 g Hüttenkäse

75 g gewürfelte weiße Zwiebel

225 g frischer Spinat

6 Kirschtomaten, gewürfelt

1 EL Olivenöl

Salz und Pfeffer, für den Geschmack

Zubereitung:

Öl in eine Bratpfanne bei mittlerer Hitze geben. Die Zwiebeln andünsten bis sie weich sind und die geschlagenen Eier zugeben. Für 3 Minuten kochen oder bis der Boden leicht braun ist.

Käse, Spinat und Tomaten auf eine Hälfte der Eier geben und nach Geschmack mit Salz und Pfeffer würzen. Vorsichtig die andere Hälfte des Omelet anheben und über das Gemüse legen. Die Temperatur herunterdrehen und für weitere 2 Minuten anbraten.

Das Omelet auf eine Servierplatte geben, mit extra Käse garnieren und servieren.

Nährwertangaben pro Portion: Kcal: 140, Proteine: 14 g, Kohlenhydrate: 3,5 g, Fette: 8,5 g

6.   Mandelkleie-Pancakes

Zutaten:

95 g Mandelmehl

2 mittelgroße, ganze Freilandeier

120 ml Wasser

½ TL Backpulver

¼ TL Salz

¼ TL Zucker

55 g Ghee

Zubereitung:

Mehl, Salz und Backpulver in einer großen Rührschüssel vermengen und zur Seite stellen. Eier, Zucker und 1 EL Ghee in einer separaten Schüssel gut vermengen. Die Eiermischung in eine Schüssel mit der Mehlmischung geben und verrühren, bis eine glatte Masse entstanden ist. Wenn der Teig zu dick ist, etwas Wasser zugeben und rühren, bis die gewünschte Konsistenz erreicht ist. Die Schüssel mit einem Tuch abdecken und für 15 Minuten stehen lassen.

Das restliche Ghee in eine Pfanne bei mittlerer Hitze geben. Wenn das Ghee heiß ist, genug Teig in die Pfanne geben, dass der Boden bedeckt ist. Anbraten bis die Unterseite leicht braun ist und wenden zum Anbraten der anderen Seite. Den Vorgang mit dem restlichen Teig wiederholen und auf eine Servierplatte geben.

Warm mit dem Lieblingsaufstrich, wenn gewünscht, servieren.

Nährwertangaben pro Portion: Kcal: 149, Proteine: 6,1 g, Kohlenhydrate: 4 g, Fette: 13,5 g

7. Kokosraspel-Brombeerpudding mit Chiasamen und Pistazien

Zutaten:

240 ml Mandelmilch

½ TL Mandelextrakt

70 g frische Brombeeren, zerdrückt

3 EL Chiasamen

1 EL Kokosraspeln

25 g gehackte Pistazien

Zubereitung:

Zerdrückte Brombeeren, Chiasamen, Mandelextrakt, Mandelmilch und Kokosraspeln in einer große Rührschüssel vermengen. Zutaten gut verrühren bis es gut vermengt ist.

Die Schüssel mit Frischhaltefolie abdecken und vor dem Servieren für mindestens 12 Stunden kalt stellen.

Den Brombeerpudding mit gehackter Pistazie garnieren und servieren.

Nährwertangaben pro Portion: Kcal: 300, Proteine: 19 g, Kohlenhydrate: 50,5 g, Fette: 6,5 g

8. Heidelbeer-Frühstückstortilla

Zutaten:

1 EL natives Olivenöl extra

4 Eier, geschlagen

1 EL Mandelbutter

Prise schwarzer Pfeffer

1 TL Zimt, gemahlen

50 g frische Heidelbeeren

Zubereitung:

Mandelbutter, Eier, Zimt und Pfeffer in einer Rührschüssel mischen und zur Seite stellen.

Öl in eine Bratpfanne bei mittlerer Hitze geben. Eimasse hinzufügen und für 3 Minuten ohne Rühren kochen. Mit Heidelbeeren ganieren und mit einem Deckel abdecken. Die Temperatur runter drehen und für weitere 6-8 Minuten kochen.

Den Deckel abnehmen, einen Teller auf die Bratpfanne legen und die Pfanne wenden um den Eitortilla herauszunehmen. Die Pfanne auf den Herd stellen, die Tortilla wieder in die Pfanne geben um die andere Seite anzubraten. Zudecken und für weitere 3-4 Minuten kochen.

Wenn der Heidelbeer-Tortilla fertig ist, auf eine Servierplatte geben und warm servieren.

Nährwertangaben pro Portion: Kcal: 168, Proteine: 6 g, Kohlenhydrate: 24,5 g, Fette: 6 g

9.   Buchweizen mit Cranberries

Zutaten:

120 g frische Cranberries

170 g weiße Buchweizengrütze

1 mittelgroßen Apfel, geschält und in Scheiben geschnitten

250 g fettarmer Joghurt

3 Eiweiß

160 g Ahornsirup

Zubereitung:

Den Ofen auf 350°F (175°C) vorheizen. Buchweizengrütze auf einem Backblech verteilen und für ca. 5-6 Minuten anrösten. Es soll eine leicht braune Farbe haben.

Koche die Cranberries bei hoher Temperatur. Kochen bis sie platzen. Geröstete Buchweizengrütze, Eiweiß und Apfelscheiben hinzufügen und gut verrühren. Für weitere 7 Minuten kochen oder bis die Buchweizengrütze gekocht ist. Den Ahornsirup unterrühren. Vom Herd nehmen und 10 Minuten stehen lassen. Mit Joghurt garnieren und kalt servieren.

Nährwertangaben pro Portion: Kcal: 158, Proteine: 4 g, Kohlenhydrate: 22,5 g, Fette: 4,5 g

10. Apfel- und Quinoa-Müsli mit Walnüssen

Zutaten:

65 g Walnüsse, gemahlen

2 große Äpfel

3 EL Leinsamen

3 EL brauner Zucker

300 ml Kokoswasser

315 g Joghurt

170 g Quinoa

2 EL Minzblätter

Zubereitung:

Apfel waschen und schälen. In mundgerechte Stücke schneiden und in eine große Schüssel geben. Joghurt, Walnüsse, Leinsamen, Quinoasamen, Minze und Kokoswasser in die Schüssel geben und gut verrühren. Die Mischung über Nacht kühl stellen.

Vor dem Servieren mit Honig garnieren.

Nährwertangaben pro Portion: Kcal: 215, Proteine: 8,3 g, Kohlenhydrate: 24,4 g, Fette: 10,5 g

11.   Gefrorene Sahne mit Heidelbeeren

Zutaten:

240 g fettarme Sahne

100 g frische Heidelbeeren

60 ml Magermilch

2 Eiweiß

1 EL Honig

1 TL brauner Zucker

Zubereitung:

Die Zutaten in einer großen Schüssel verrühren. Mit einer Gabel aufschlagen. Für ca. 30 Minuten in den Gefrierschrank stellen. Zu dieser cremigen Masse passt gut ein gluten-freier Buchweizen-Toast.

Nährwertangaben pro Portion: Kcal: 101, Proteine: 2,5 g, Kohlenhydrate: 19,5 g, Fette: 0 g

12. Erdnussbutter-Haferbrei

Zutaten:

90 g Haferflocken, gekocht

240 ml Mandelmilch, ungesüßt

2 EL Erdnussbutter, biologisch

1 EL Erdbeersirup

1 TL Zimt

Zubereitung:

Zutaten in eine Schüssel geben und gut verrühren bis eine schöne, geschmeidige Masse entsteht. Bei Bedarf etwas Wasser zugeben. Die Mischung in ein großes Glas geben und über Nacht kühl stellen.

13.   Ei und Käsesandwich mit getrockneter Petersilie

Zutaten:

4 Eier

220 g Hüttenkäse

1 TL getrockneter Petersilie

8 dünne Scheiben Brot, Vollkorn

Salz, für den Geschmack

Zubereitung:

Eier für 10 Minuten kochen. Abkühlen und schälen. In dünne Scheiben schneiden - ca. 5-6 Scheiben pro Ei. 1 EL fettarmen Hüttenkäse auf das Brot geben und mit dem geschnittenen Ei belegen.

Nährwertangaben pro Portion: Kcal: 280, Proteine: 14 g, Kohlenhydrate: 27 g, Fette: 13 g

14. Frittiertes Eiweiß mit Hüttenkäse

Zutaten:

4 Eier

220 g Hüttenkäse

60 ml Magermilch

1 EL Olivenöl

Salz, für den Geschmack

Zubereitung:

Eier trennen. Die Bratpfanne mit Olivenöl einfetten. Bei mittlerer Hitze heiß werden lassen. Eiweiß, Hüttenkäse und Milch vermischen. Etwas Salz für den Geschmack hinzufügen. Für 3-4 Minuten kochen, ständig umrühren.

Nährwertangaben pro Portion: Kcal: 360, Proteine: 34 g, Kohlenhydrate: 12,5 g, Fette: 17,5 g

15. Feta und Eitoast

Zutaten:

4 Scheiben Brot, Vollkorn

3 Eier

120 g junger Spinat, gehackt

55 g Fetakäse

2 TL natives Olivenöl extra

Zubereitung:

Eier mit einer Gabel in einer Schüssel aufschlagen. Fetakäse in kleine Würfel schneiden und in die Schüssel geben. Die Bratpfanne mit Olivenöl einfetten. Bei mittlerer Hitze heiß werden lassen und den jungen Spinat für ein paar Minuten anbraten, ständig rühren. Ei und Feta-Mischung zugeben und für weitere Minuten anbraten.

Das Brot für 2 Minuten toasten. Mit Ei-, Feta- und Spinat-Mischung servieren.

Nährwertangaben pro Portion: Kcal: 317, Proteine: 15,5 g, Kohlenhydrate: 20,5 g, Fette: 19,5 g

16. Spinat-Omelet

Zutaten:

4 Eier

120 g junger Blattspinat, gehackt

1 EL Zwiebelpulver

¼ TL Paprikapulver, gemahlen

¼ TL Meersalz

1 EL Parmesan

1 EL Olivenöl

Zubereitung:

Die Eier mit einer Gabel in einer großen Schüssel aufschlagen. Jungen Spinat und Parmesan zugeben. Gut verrühren. Mit Zwiebelpulver, rotem Pfeffer und Meersalz würzen.

Eier in einer Schüssel verquirlen und jungen Spinat und Parmesan unterrühren. Mit Zwiebelpulver, Muskatnuss, Salz und Pfeffer würzen.

Olivenöl bei mittlerer Hitze erwärmen. Die Eimasse zugeben und für 2-3 Minuten anbraten.

Nährwertangaben pro Portion: Kcal: 215, Proteine: 24 g, Kohlenhydrate: 3 g, Fette: 14 g

17.   Quinoa-Müsli

Zutaten:

170 g Quinoa

175 g Pflaumen, halbiert und entsteint

1 EL Zucker

2 EL Ahornsirup

1 EL Kokosöl, geschmolzen

½ TL Zimt, gemahlen

1 TL Vanilleextrakt

Wasser

Zubereitung:

Pflaumen in eine große Bratpfanne geben und genug Wasser zugeben, damit sie bedeckt sind. Zum Kochen bringen und für 10 Minuten kochen oder bis sie weich sind. Vom Herd nehmen und abgießen. Zur Seite stellen.

In der gleichen Pfanne 480 ml Wasser zum Kochen bringen. Quinoa, Zucker, Ahornsirup, Kokosöl, Zimt und Vanilleextrakt zugeben. Auf kleinste Stufe stellen und köcheln lassen bis angedickt ist. Dies sollte ungefähr 5

Minuten dauern. Vom Herd nehmen und in Schüsseln geben. Mit Pflaumen garnieren.

Nährwertangaben pro Portion: Kcal: 131, Proteine: 4,4 g, Kohlenhydrate: 23 g, Fette: 3 g

18.   Kokosnuss-Bananen

Zutaten:

2 große Bananen, der Länge nach geschnitten

240 ml Kokosmilch

1 TL Kokosöl

1 TL Kokosnussextrakt

2 EL Agavendicksaft

½ TL Zimt

Zubereitung:

240 ml Kokosmilch in einen kleinen Topf geben. Zum Kochen bringen und Kokosöl, Kokosnussextrakt und Agavendicksaft unterrühren. Für 1 Minuten kochen und vom Herd nehmen. Zum Abkühlen zur Seite stellen.

Diese Mischung auf jede Bananenscheibe geben und mit etwas Zimt bestreuen. Kalt servieren.

Nährwertangaben pro Portion: Kcal: 182, Proteine: 2,6 g, Kohlenhydrate: 28,8 g, Fette: 7,3 g

19. Auberginen-French Toast

Zutaten:

1 große Aubergine

3 Eier

¼ TL Meersalz

1 EL Öl

½ TL Zimt

Zubereitung:

Aubergine schälen und der Länge nach in Scheiben schneiden. Etwas Salz auf jede Seite der Aubergine geben. Für ein paar Minuten ruhen lassen. Gut abwaschen und leicht ausdrücken um jede überflüssige Flüssigkeit raus zu bekommen.

In der Zwischenzeit Eier und Zimt in einer großen Schüssel vermischen. 1 EL Öl in einer Bratpfanne bei hoher Hitze erwärmen.

Auberginenscheiben in die Eimasse geben. Mit einem Messer ein paar Löcher machen, damit die Masse die Aubergine gut durchdringt. Auf jeder Seite anbraten bis sie goldbraun sind. Den „French Toast" warm servieren.

Nährwertangaben pro Portion: Kcal: 118, Proteine: 4 g, Kohlenhydrate: 12 g, Fette: 8 g

20. Hüttenkäse- und Bananen-Pancake

Zutaten:

225 g Banane, geschnitten

80 g Reismehl

120 ml Magermilch

120 ml Mandelmilch

3 EL brauner Zucker

1 TL Vanilleextrakt

1 Ei

115 g fettarme Sahne

Fettfreies Kochspray

Zubereitung:

Bananenscheiben, Reismehl, Magermilch und Mandelmilch in eine Schüssel geben und mit einem Elektrorührgerät mischen, bis es eine gleichmäßige Masse ist. Zudecken und 15 Minuten stehen lassen.

In einer anderen Schüssel Zucker, Vanilleextrakt und Ei vermischen. Mit einer Gabel gut aufschlagen oder besser in einem Elektrorührgerät. Es soll eine schaumige Masse entstehen. Zur Seite stellen.

Eine Bratpfanne mit etwas fettfreiem Kochspray einsprühen. Ein kleiner Schöpfer der Bananenmasse ergibt einen Pancake. Den Pancake für ca. 2-3 Minuten auf jeder Seite anbraten. Diese Mischung sollte 8 Pancakes ergeben.

1 EL der Käsemischung über jeden Pancake geben und servieren.

Nährwertangaben pro Portion: Kcal: 340, Proteine: 22 g, Kohlenhydrate: 42 g, Fette: 8,5 g

Rezepte fürs Mittagessen

21.   Ingwer-Chili-Hähnchenschenkel

Zutaten:

900 g Hähnchenschenkel (mit Haut und Knochen)

1 EL Chilipulver

Frischer Basilikum

schwarzer Pfeffer, frisch gemahlen

Meersalz

470 ml Kokoswasser

1 EL frischer Ingwer, geraspelt

1 EL Koriandersamen

8 geschälte und leicht zerdrückte Knoblauchzehen

Zubereitung:

Hähnchenschenkel mit dem Knoblauch in den Schongarer geben. Restliche Gewürze vermischen und über die Hähnchenschenkel gleichmäßig verteilen. Kokoswasser über die Schenkel gießen und frischen Basilikum zugeben.

Den Schongarer zudecken und auf niedrige Temperatur stellen. Die Schenkel müssen ca. 8 - 10 Stunde kochen bevor sie zart genug zum Essen sind. Die Flüssigkeit gibt einen verführerischen Duft ab, wenn das Ingwer-Chili-Hühnchen fertig ist.

Nährwertangaben pro Portion: Kcal: 262, Proteine: 26,6 g, Kohlenhydrate: 17,4 g, Fette: 8 g

22. Rindfleischeintopf

Zutaten:

900 g grasgefüttertes, geschmortes Rindfleisch

1 EL Leinsamenöl

170 g Tomatenmark

2 Handvoll Babymöhren

2 geviertelte Süßkartoffeln

1 große gelbe Zwiebel, gewürfelt

1 Handvoll frische Champignons

½ TL Salz

1 Lorbeerblatt

600 ml Rinderbrühe

75 g gefrorene grüne Erbsen

1 TL Thymian

3 gewürfelte Knoblauchzehen

Zubereitung:

Eine Bratpfanne bei großer Hitze erwärmen. Öl erwärmen und das Fleisch zugeben. Das Fleisch auf allen Seiten anbraten, bis es gut braun ist. Evtl. wird etwas mehr Öl benötigt, je nachdem wie lange es dauert bis eine Seite braun ist. Wenn das Fleisch braun ist, in einen Schongarer geben. In der gleichen Pfanne Zwiebeln bei mittlerer Hitze anbraten. Die Zwiebeln ca. 5 Minuten kochen.

120 ml Wasser und Tomatenmark in die Bratpfanne geben und die restlichen Fleisch- und Zwiebelstückchen aufzufangen. Die Mischung über das Fleisch im tiefen Topf gießen. Alle restlichen Zutaten zugeben und gut verrühren, besonders, wenn die Flüssigkeit dick ist. Deckel auf den Topf geben, die Temperatur herunterdrehen und für ungefähr 1 Stunde kochen. 15 Minuten vor Ende der Kochzeit die gefrorenen grünen Erbsen zugeben, damit sie genug Zeit haben aufzutauen und zu kochen.

Nährwertangaben pro Portion: Kcal: 220, Proteine: 12 g, Kohlenhydrate: 16 g, Fette: 13,2 g

23.   Chilieintopf

Zutaten:

450 g Rinderhack

8 Knoblauchzehen, gewürfelt

1 TL Knoblauchpulver

2 EL Olivenöl

1 EL Kreuzkümmel

3 EL Chilipulver

150 g Champignons, geschnitten

450 g geschmortes Rindfleisch, gewürfelt

1 mittlere Zucchini, gehackt

1 mittlere Zwiebel, gewürfelt

830 ml Tomatensoße

75 g Karotten, püriert

480 ml Rinderbrühe

Zubereitung:

Rinderhack und etwas Öl in eine Bratpfanne geben. Fleisch bei hoher Hitze anbraten, bis es auf allen Seiten braun ist. Wenn das Fleisch braun ist, in einen Schongarer geben. Kreuzkümmel, Karotten, Chilipulver, Rindfleischbrühe, Tomatensoße und Knoblauchpulver zum Rinderhack in den Schongarer geben. Die Zutaten gut unterrühren.

Zwiebel, Champignons, Zucchini und Knoblauch in der Bratpfanne andünsten. Dadurch wird das Gemüse weich. Das weiche Gemüse von der Bratpfanne in den Schongarer geben. Rindfleisch, Olivenöl und Chilipulver in die Pfanne geben. Fleisch bei hoher Hitze anbraten, bis es auf allen Seiten braun ist und dann in den Schongarer geben. Schongarer zudecken, auf niedrige Temperatur stellen und für 5-8 Stunden kochen.

Nährwertangaben pro Portion: Kcal: 170, Proteine: 7 g, Kohlenhydrate: 21,7 g, Fette: 6,6 g

24. Nacho-Kasserolle

Zutaten:

450 g Rinderhack

1 kleine Zwiebel, geschält und gehackt

185 g würzige rote Bohnen

125 g Mais in der Dose, gekocht

115 g Tomatensoße, zuckerfrei

2 EL Taco-Gewürzmischung

220 g Hüttenkäse

100 g Frühlingszwiebeln, gewürfelt

Zubereitung:

Rinderhack bei mittlerer Temperatur anbraten, gelegentlich umrühren. Dies dauert ungefähr 30 Minuten. Vom Herd nehmen und gut abgießen. In mundgerechte Stücke schneiden und mit roten Bohnen, Mais, Tomatensoße und Würzmischung vermengen. Gut verrühren und bei mittlerer Hitze für ca. 10 Minuten köcheln.

Den Ofen auf 350°F (175°C) vorheizen. Die Hälfte der Masse in eine Auflaufform geben. Hüttenkäse und Frühlingszwiebeln drüber geben und die restliche Fleischmischung zugeben. Für ca. 25 Minuten backen.

Nährwertangaben pro Portion: Kcal: 450, Proteine: 32,8 g, Kohlenhydrate: 18,4 g, Fette: 29 g

25. Gestreifter Seebarsch

Zutaten:

4 große gestreifte Seebarsche

1 EL Olivenöl

½ TL Meersalz

¼ TL schwarzer Pfeffer

220 g Hüttenkäse

Zubereitung:

Öl, Salz und Pfeffer vermischen. Mit einem Pinsel die Mischung auf dem Fisch verteilen. Fisch bei mittlerer Hitze auf jeder Seite für ungefähr 5 Minuten grillen. Mit Hüttenkäse servieren.

Nährwertangaben pro Portion: Kcal: 154, Proteine: 28 g, Kohlenhydrate: 5 g, Fette: 8,3 g

26.   Grünes Hühnchen

Zutaten:

3 Hühnerbrüste (ungefähr 450 g)

450 g Spinat, gehackt

250 g fettarmer Joghurt

3 grüne Paprika

3 kleine Chili

2 kleine Zwiebeln, gehackt

1 EL Ingwer, gemahlen

1 TL Paprikapulver

4 EL Öl

Salz, für den Geschmack

Zubereitung:

Hühnchen waschen und mit einem Küchenpapier trocken tupfen. In mundgerechte Stücke schneiden. Zwiebel und Paprika fein würfeln und zur Seite stellen.

Öl in einer großen Pfanne bei mittlerer Hitze erwärmen. Zwiebeln und Paprika zugeben und für ein paar Minuten dünsten. Hühnerbrust, gemahlener Ingwer, rotes Paprikapulver und Salz zugeben. Für 10 Minuten unter Rühren anbraten oder bis das Hühnchen leicht braun ist.

In der Zwischenzeit, fettarmen Joghurt mit Spinat in einer Küchenmaschine vermengen. Für 30 Sekunden gut verrühren. Die Mischung in die Pfanne geben und anbraten bis der Spinat gut zerdrückt ist. Pfanne zudecken, vom Herd nehmen und vor dem Servieren 10 Minuten stehen lassen.

Nährwertangaben pro Portion: Kcal: 380, Proteine: 16 g, Kohlenhydrate: 54,5 g, Fette: 12 g

27.　Hühnchen in Pilzsoße

Zutaten:

450 g Hühnchen, ohne Haut

2 EL Mehl

110 g Champignons

150 g grüne Bohnen, gekocht

60 ml Hühnerbrühe

½ TL Meersalz

¼ TL schwarzer Pfeffer

4 EL Olivenöl

Zubereitung:

Das Hühnchen waschen und trocken tupfen. Mehl, Salz und Pfeffer in eine große Schüssel geben. Das Hühnchen mit dem Mehl bedecken und zur Seite stellen. Olivenöl bei mittlerer Hitze erwärmen und das Hühnchenfleisch für ungefähr 5 Minuten auf jeder Seite anbraten. Aus der Pfanne nehmen und auf einen Teller geben. Hühnerbrühe, grüne Bohnen und Champignons in den selben Topf geben. Zum Kochen bringen und für 2-3 Minuten kochen. Das Hühnchen wieder zugeben und für weitere 20

Minuten kochen und dabei gelegentlich rühren oder bis das Wasser verdunstet ist. Warm servieren.

Nährwertangaben pro Portion: Kcal: 290, Proteine: 21 g, Kohlenhydrate: 36 g, Fette: 7 g

28. Rote Bohnen-Mix

Zutaten:

185 g rote Bohnen, in der Dose und gekocht

100 g grüne Bohnen

55 g Champignons

220 g Hüttenkäse

230 g griechischer Joghurt

2 Eiweiß

2 EL Kokosöl

1 TL Meersalz

Zubereitung:

Die Zutaten in einer Küchenmaschine verrühren. Für 30 Sekunden gut verrühren. Den Ofen auf 300°F (150°C) vorheizen. Eine kleine Auflaufform mit 2 EL Olivenöl einfetten. Die rote Bohnenmischung in eine gefettete Auflaufform geben und für 10-15 Minuten backen. Es soll eine leicht braune Farbe haben. Aus dem Ofen nehmen, für ca. 10 Minuten stehen lassen und in 4 gleichgroße Stücke schneiden. Warm servieren.

Nährwertangaben pro Portion: Kcal: 193, Proteine: 5,4 g, Kohlenhydrate: 23,6 g, Fette: 10,2 g

29.   Hühnchen griechischer Art

Zutaten:

4 Hühnerbrusthälften

220 g Hüttenkäse

115 g griechischer Joghurt

150 g Gurke, gehackt

75 g Salat, gehackt

180 g Kirschtomaten

75 g Zwiebeln, gewürfelt

5 Knoblauchzehen

2 EL frischer Zitronensaft

1 EL getrockneter Oregano

½ TL Paprikapulver

½ TL Salz

2 EL Olivenöl

6 Weizen-Pitas, in Stücke geschnitten

Zubereitung:

Das Fleisch waschen und in kleine Stücke schneiden. Zur Seite stellen.

Hüttenkäse, griechischer Joghurt, Gemüse und Gewürze in einer Küchenmaschine verrühren. Für 30 Sekunden gut verrühren. Olivenöl bei mittlerer Hitze erwärmen. Hühnchenstücke für ca. 20 Minuten anbraten und dabei ständig rühren. Gemüsemasse in den Topf geben. Gut verrühren und für weitere 10 Minuten kochen. Vom Herd nehmen und in 6 gleichgroße Portionen formen. Mit Pitas servieren.

Nährwertangaben pro Portion: Kcal: 498, Proteine: 23,6 g, Kohlenhydrate: 23,5 g, Fette: 24 g

30.   Hüttenkäse mit frittiertem Gemüse

Zutaten:

110 g Hüttenkäse

1 kleine Zwiebel

1 kleine Karotte

1 kleine Tomate

2 mittelgroße rote Paprika

Salz, für den Geschmack

1 EL Olivenöl

Zubereitung:

Das Gemüse waschen und mit einem Küchenpapier trocken tupfen. In dünne Scheiben oder Streifen schneiden. Olivenöl bei mittlerer Hitze erwärmen und das Gemüse für ca. 10 Minuten anbraten, dabei ständig rühren. Salz hinzufügen und gut mischen. Warten bis das Gemüse weich ist und dann Hüttenkäse hinzufügen. Gut verrühren. Für weitere 2-3 Minuten anbraten. Vom Herd nehmen und servieren.

Nährwertangaben pro Portion: Kcal: 122, Proteine: 11,5 g, Kohlenhydrate: 8,5 g, Fette: 5,5 g

31.   Burritos mit grünen Bohnen

Zutaten:

150 g grüne Bohnen, gekocht

450 g fettarmes Kalbfleisch, geschnetzelt

120 g Cheddar

75 g Zwiebeln, gewürfelt

1 TL Paprikapulver, gemahlen

1 TL Chilipulver

6 Vollkorntortillas

Zubereitung:

Das Fleisch mit gemahlenem Cayennepfeffer, Chilipulver und Zwiebeln in eine Bratpfanne geben. Bei niedriger Temperatur für ca. 15 Minuten kochen, gut rühren. Vom Herd nehmen.

Cheddar mit den grünen Bohnen in einem Mixer gut verrühren. Für ca. 30 Sekunden gut verrühren. Käsemasse zum Fleisch geben. Die Masse in 6 gleich große Teile teilen und auf die Tortillas geben. Wickeln und servieren.

Nährwertangaben pro Portion: Kcal: 370, Proteine: 15 g, Kohlenhydrate: 55,5 g, Fette: 11 g

32. Gebratene Linsen

Zutaten:

100 g Linsen, ungekocht

1 EL Salz

2 EL Olivenöl

1 TL Pfeffer

1 TL rotes Chilipulver

1 TL Zimtpulver

Zubereitung:

Als erstes die Linsen kochen. 480 ml Wasser in einen großen Topf geben und zum Kochen bringen. Linsen zugeben und für ca. 15-20 Minuten kochen, bis die Linsen innen weich sind, aber ihre Form behalten. Vom Herd nehmen und mit kaltem Wasser abwaschen. Chiasamen abtropfen und zur Seite stellen.

Den Ofen auf 300°F (150°C) vorheizen. Linsen mit Salz, Olivenöl, Pfeffer, rotem Chilipulver und Zimt in einer großen Schüssel bedecken. Linsen in eine mittelgroße Auflaufform geben und für ca. 20 Minuten backen.

So zubereitete Linsen halten in einem luftdichtem Behälter für ungefähr 15 Tage.

Nährwertangaben pro Portion: Kcal: 110, Proteine: 8 g, Kohlenhydrate: 19 g, Fette: 3,5 g

33.   Meeresfrüchtebällchen

Zutaten:

675 g weißen Fisch

Meersalz

schwarzer Pfeffer, frisch gemahlen

225 g Garnelen

Saft ½ Zitrone

140 g Mandelmehl

2 EL Remoulade

120 ml Wasser

3 EL frische Petersilie

3 Eier

Kochspray

Zubereitung:

Mit einer Küchenmaschine eine Masse aus 2 Eier, 45 g Mandelmehl, Garnelen, weißem Fisch, Petersilie und Zitronensaft herstellen und vermischen bis die Masse gleichmäßig ist. Etwas Wasser in eine Schüssel geben und das Ei aufschlagen und zugeben. Miteinander verquirlen und eine Masse daraus herstellen. In eine separate Schüssel das restliche Mandelmehl geben und Salz und Pfeffer zugeben.

In einer großen Schüssel den Inhalt von allen 3 Schüsseln vermischen. Dann kleine Bällchen aus dem hergestellten Teig formen. Bällchen in eine Bratpfanne geben und für ca. 15 Minuten anbraten. Mit Remoulade genießen.

Nährwertangaben pro Portion: Kcal: 101, Proteine: 9,4 g, Kohlenhydrate: 10,2 g, Fette: 3,7 g

34.   Cayennepfeffer-Garnelen

Zutaten:

900 g große Garnelen, geschält und entdarmt

2 EL Zitronensaft

Cayennepfeffer

schwarzer Pfeffer

Meersalz

4 gewürfelte Knoblauchzehen

3 EL Butter

2 EL frische Petersilie, gehackt

2 EL Speisefett

Zubereitung:

Butter in eine Bratpfanne geben. Erhitzen bis die Butter schmilzt und dann die Garnelen zugeben. Garnelen anbraten bis sie fast weiß erscheinen. Garnelen in eine große Pfanne geben und Knoblauch für 1-2 Minuten anbraten. Die restlichen Zutaten mit dem Knoblauch in die Pfanne geben. Zudecken und für 20 Minuten bei mittlerer Temperatur kochen.

Nährwertangaben pro Portion: Kcal: 162, Proteine: 24,6 g, Kohlenhydrate: 1,7 g, Fette: 6,2 g

35.   Warme Hühnchenpfanne

Zutaten:

790 g getrocknete Schmortomaten

12 Hähnchenschenkel, ohne Knochen & ohne Haut

1 EL getrockneter Basilikum

240 ml vollfette Kokosmilch

Salz & Pfeffer

200 g Tomatenmark

3 Selleriestangen, gewürfelt

3 Karotten, gewürfelt

2 EL Kokosöl

1 Zwiebel, fein gehackt

4 Knoblauchzehen, gewürfelt

½ Box Champignons

Zubereitung:

Kokosöl in einer Bratpfanne bei großer Hitze erwärmen. Sellerie, Zwiebeln und Karotten zugeben und für 5-10 Minuten anbraten. In die Bratpfanne geben und

Tomatenmark, Basilikum, Knoblauch, Champignons und Gewürz zugeben. Gemüse rühren bis alles mit Tomatensoße bedeckt ist. Zur gleichen Zeit das Hühnchen in kleine Stücke schneiden, damit es leichter zu essen ist.

Das Hühnchen in die Bratpfanne geben, Kokosöl drüber geben und die Tomaten zugeben. Das Hühnchen gut unterrühren, so dass alle Zutaten und Gemüse gut miteinander vermischt sind. Die Temperatur herunterdrehen und für ca. 30 Minuten kochen. Gemüse und Hühnchen sollten gut durch sein, bevor der Herd ausgeschaltet wird. Vor dem Servieren etwas Kokosmilch drüber geben!

Nährwertangaben pro Portion: Kcal: 189, Proteine: 4,2 g, Kohlenhydrate: 25,1 g, Fette: 8 g

36.   Herbstsuppe

Zutaten:

3 Süßkartoffeln, geschnitten

Salz

Vanilleextrakt

2 Fenchelknollen, geschnitten

425 g Kürbis, püriert

1 große Zwiebel, geschnitten

Kokosöl

Kürbiskuchen-Gewürz

1,5 l kochendes Wasser

Zubereitung:

1 EL Öl bei hoher Hitze im Schongarer erwärmen. Die Temperatur herunterdrehen und Zwiebel und Fenchelknollen zugeben. Weiter kochen bis sie karamellisiert sind. Die restlichen Zutaten inden Topf geben und weiterkochen bis die Süßkartoffeln sauer sind. Bei niedriger Temperatur kochen um das beste Ergebnis

zu erhalten. Wenn es fertig ist, die Suppe pürieren bis es sämig ist und dann Salz für den Geschmack zugeben.

Nährwertangaben pro Portion: Kcal: 115, Proteine: 8,2 g, Kohlenhydrate: 14,3 g, Fette: 3,2 g

37.   Spanisches Hühnchen

Zutaten:

6 Hähnchenschenkel

Halber Blumenkohlkopf

Salz

1 Dose gewürfelte Tomaten

225 g Rosenkohl

1 mittlere Chorizo

3 mittelgroße Zucchini

Zubereitung:

Öl in eine Bratpfanne geben. Hähnchenschenkel anbraten bis sie goldbraun werden, die Haut bei Bedarf entfernen. Die Schenkel aus der Pfanne nehmen und in einen großen Topf geben. Als nächstes die Wurst aufschneiden und für ca. 3 Minuten anbraten. Nach dem Anbraten ebenfalls in den Topf geben.

Zucchini aufschneiden und den Blumenkohl in kleine Röschen brechen und ebenfalls in den Topf geben. Rosenkohl in den Topf geben. Salz zugeben und dann die gehackten Tomaten über die Zutaten geben. Die

Temperatur herunterdrehen und für ungefähr 1 Stunde kochen. Mit Babymais als Beilage servieren.

Nährwertangaben pro Portion: Kcal: 430, Proteine: 34,8 g, Kohlenhydrate: 39,5 g, Fette: 15 g

38.   Zwiebel-Champignons-Rinderspitzen

Zutaten:

900 g grass-gefüttertes Rindfleisch, gewürfelt

Salz und gemahlener Pfeffer, für den Geschmack

2 EL Olivenöl

150 g frische, weiße Champignons

480 ml Rinderbrühe

½ weiße Zwiebel, gewürfelt

1 EL gehackter Knoblauch

Zubereitung:

Fleisch mit Salz und Pfeffer würzen und gut vermengen, damit die Gewürze gleichmäßig verteilt sind.

Öl in einen Schmortopf bei mittlerer Hitze erwärmen und das Fleisch gleichmäßig von allen Seiten anbraten. Knoblauch und Zwiebeln zugeben, für 2 Minuten dünsten und Champignons zugeben.

Öl in den inneren Topf geben, den Knopf zum Dünsten drücken und den braunen Modus einstellen. Fleisch mit Salz und Pfeffer würzen und im inneren Topf gleichmäßig von allen Seiten anbräunen. Zwiebeln und Knoblauch, für 1 Minuten dünsten und Champignons und Brühe zugeben. Zudecken, zum Kochen bringen und auf kleinster Stufe weiterkochen. Für ca. 30 Minuten kochen oder bis das Fleisch zart und durch ist.

Gewürz zugeben und in eine Servierschüssel geben. Sofort servieren.

Nährwertangaben pro Portion: Kcal: 158, Proteine: 18,8 g, Kohlenhydrate: 2,7 g, Fette: 8 g

39.   Pute in Orangensoße

Zutaten:

2 EL natives Olivenöl extra

450 g Putenbrustscheiben

Salz und gemahlener Pfeffer, für den Geschmack

240 ml Hühnerbrühe

2 EL Olivenöl, für die Soße

2 Zuckerpäckchen

2 TL geraspelte Orangenschale

2 EL frischer Orangensaft

1 TL Cayennepfeffer

Zubereitung:

Die Putenbrustscheiben gleichmäßig mit Salz und Pfeffer auf beiden Seiten würzen. Olivenöl bei mittlerer Hitze erwärmen. Das Putenfleisch auf beiden Seiten anbräunen und auf einen Teller geben. Zur Seite stellen. Öl, Orangenschale, Orangensaft, Cayennepfeffer und Brühe in die gleiche Pfanne geben und kochen, bis es zum Köcheln beginnt. Das Putenfleisch in die Pfanne zurückgeben und mit Soße begießen.

Zudecken, zum Kochen bringen und auf kleinster Stufe weiterkochen. Für 45-60 Minuten köcheln oder bis das Fleisch zart und durch ist. Wenn die Soße noch nicht dick ist, ohne Deckel weiterkochen bis die gewünschte Konsistenz erreicht ist.

Das Putenfleisch auf eine Servierplatte geben, mit Soße beträufeln und sofort servieren.

Nährwertangaben pro Portion: Kcal: 123, Proteine: 13,5 g, Kohlenhydrate: 16,8 g, Fette: 2,8 g

40. Rindfleisch-Thai-Churry

Zutaten:

900 g Kurzrippensteak vom Rind, in dünne Scheiben geschnitten

2 EL Olivenöl

2 EL Kaffernlimettenblätter, dünn geschnitten

240 ml Kokosmilch, ungesüßt

120 ml Rinderbrühe oder Wasser (optional)

3 TL Zucker

1 TL Salz

55 g Panang Currypaste

Zubereitung:

1 EL Öl in einen Schmortopf bei mittlerer Hitze erwärmen und die Kaffernlimettenblätter kurz anbraten. Currypaste zugeben, Temperatur runter drehen und für ca. 3 Minuten kochen oder bis es aromatisch ist.

Fleisch zufügen und für 5 Minuten kochen, gelegentlich umrühren. Stevia unterrühren und dann Brühe und Kokosmilch zugeben. Gut verrühren um die Zutaten gleichmäßig zu vermengen und zudecken. Zum Kochen bringen und Temperatur herunterdrehen. Für 30-35 Minuten köcheln oder bis das Fleisch zart und durch ist.

Abschmecken und weiterkochen um die Konsistenz der Soße anzupassen.

Das Rindfleischcurry in einzelne Servierschüsseln portionieren oder in eine Servierschüssel geben und sofort servieren.

Nährwertangaben pro Portion: Kcal: 420, Proteine: 20,5 g, Kohlenhydrate: 19,6 g, Fette: 32,2 g

Rezepte fürs Abendessen

41.   Gegrillte Thunfischsteaks

Zutaten:

15 g frische Korianderblätter, gehackt

3 Knoblauchzehen, gehackt

2 EL Zitronensaft

100 ml Olivenöl

4 Thunfischsteaks

½ TL geräuchertes Paprikapulver

½ TL Kreuzkümmel, gemahlen

½ TL Chilipulver

Salz und schwarzer Pfeffer

Zubereitung:

Koriander, Knoblauch, Paprikapulver, Kreuzkümmel, Chilipulver und Zitronensaft in einer Küchenmaschine kurz vermischen. Langsam das Öl zugeben und die Zutaten verrühren, bis es eine gleichmäßige Masse ergibt.

Die Mischung in eine Schüssel geben, den Fisch zugeben und vorsichtig rühren, so dass der Fisch gleichmäßig mit Soße bedeckt ist. Für mindestens 2 Stunden kühl stellen, damit sich der Fisch das Aroma aufnimmt.

Den Fisch aus dem Kühlschrank nehmen und den Gas/Holzkohlengrill vorheizen. Das Gitter mit Öl einschmieren, den Fisch draufgeben und für ca. 3 bis 4 Minuten auf jeder Seite grillen.

Den Fisch vom Grill nehmen, auf eine Servierplatte geben und mit Zitronenscheiben oder einer bevorzugten Soße servieren.

Nährwertangaben pro Portion: Kcal: 240, Proteine: 53,5 g, Kohlenhydrate: 4 g, Fette: 2 g

42.   Burritos mit grünen Bohnen

Zutaten:

150 g grüne Bohnen, gekocht

450 g fettarmes Rinderhack

220 g Hüttenkäse

75 g Zwiebeln, gewürfelt

1 TL Paprikapulver, gemahlen

1 TL Chilipulver

6 Vollkorntortillas

Zubereitung:

Fleisch kochen und abspülen. In mundgerechte Stücke schneiden und in die Pfanne zurück geben. Paprikapulver, Chilipulver und Zwiebeln zugeben. Für 15 Minuten gut rühren. Vom Herd nehmen.

Hüttenkäse mit den grünen Bohnen in einem Mixer gut verrühren. Für 30 Sekunden gut verrühren. Käsemasse zum Fleisch geben. Die Masse in 6 gleich große Teile teilen und auf die Tortillas geben. Wickeln und servieren.

Nährwertangaben pro Portion: Kcal: 310, Proteine: 14,5 g, Kohlenhydrate: 45,2 g, Fette: 8,3 g

43.   Eier- und Avocado-Püree

Zutaten:

4 Eier

240 ml Magermilch

½ Avocado

Zubereitung:

Eier hart kochen. Vom Herd nehmen und abkühlen lassen. Eier schälen und schneiden. Eine Prise Salz zugeben und mindestens 30 Minuten kühl stellen. Alle Zutaten in einen Mixer geben. Avocado in kleine Stücke schneiden und in den Mixer geben. Milch zugeben und für 30 Minuten mischen. Das Püree sollte sofort gegessen werden.

Nährwertangaben pro Portion: Kcal: 205, Proteine: 13,4 g, Kohlenhydrate: 5,7 g, Fette: 13,9 g

44. Walnuss-Erdbeer-Salat

Zutaten:

65 g Walnüsse, gemahlen

400 g frische Erdbeeren

1 EL Erdbeersirup

2 EL fettfreie Sahne

1 EL brauner Zucker

Zubereitung:

Erdbeeren waschen und in kleine Stücke schneiden. Mit gemahlenen Walnüssen in einer Schüssel vermengen. Erdbeersirup, fettfreie Sahne und braunen Zucker in einer separaten Schüssel vermischen. Mit einer Gabel aufschlagen und über den Salat geben.

Nährwertangaben pro Portion: Kcal: 131, Proteine: 4,4 g, Kohlenhydrate: 23 g, Fette: 3 g

45. Ingwer-Eier

Zutaten:

3 Eier

2 EL Olivenöl

1 TL Ingwer, gerieben

1/5 TL Pfeffer

¼ TL Meersalz

Zubereitung:

Die Eier mit einer Gabel aufschlagen. Ingwer und Pfeffer zugeben. Gut verrühren und für einige Minuten in Olivenöl anbraten. Warm servieren. Mit Meersalz würzen.

Nährwertangaben pro Portion: Kcal: 74, Proteine: 2,4 g, Kohlenhydrate: 8,1 g, Fette: 4,2 g

46. Chiasamen-Pastete

Zutaten:

80 g Chiasamenpulver

40 g Chiasamen

110 g Hüttenkäse

3-4 Knoblauchzehen

60 ml Magermilch

1 EL Senf

¼ TL Salz

Zubereitung:

Knoblauch hacken und mit Senf mischen. Hüttenkäse mit Magermilch, Salz, Chiasamenpulver und Chiasamen in einer großen Schüssel vermengen. Gut verrühren und Knoblauch und Senf zugeben. Für ungefähr 1 Stunde kühl stellen.

Nährwertangaben pro Portion: Kcal: 40, Proteine: 2,6 g, Kohlenhydrate: 6,2 g, Fette: 4,7 g

47. Geflügelsalat-Rezept

Zutaten:

3 Hühnerbrusthälften, ohne Haut und ohne Knochen

75 g Salat, gehackt

5 Kirschtomaten

2 EL fettarme Sahne

1 EL Olivenöl

1 TL gehackte Petersilie

1 EL Sonnenblumenöl

1 TL Chili, gemahlen

1 EL Zitronensaft

Salz, für den Geschmack

Zubereitung:

Hühnerbrust in kleine Stücke schneiden. Sonnenblumenöl, gehackte Petersilie, gehackte Chili und Zitronensaft zu einer Marinade vermischen. Die Hühnchenstücke auf ein Backblech geben, mit der Chili-Marinade beträufeln und bei 350 °F (175 °C) für ungefähr 30 Minuten backen. Aus dem Ofen nehmen.

In der Zwischenzeit, Kirschtomaten mit gehacktem Salat und fettarmer Sahne vermengen. Hühnchen zugeben und mit Salz und Olivenöl würzen.

Nährwertangaben pro Portion: Kcal: 102, Proteine: 9,8 g, Kohlenhydrate: 5,2 g, Fette: 4,8 g

48.   Eier-Zwiebel-Salat

Zutaten:

2 mittelgroße Zwiebeln

4 gekochte Eier

1 Karotten, geraspelt

120 g junger Spinat, gehackt

1 EL frischer Ingwer, gerieben

1 EL Zitronensaft

1 EL Olivenöl

1 TL Kurkuma, gemahlen

Salz, für den Geschmack

Zubereitung:

Zwiebeln schälen und schneiden. Salzen und für 15-20 Minuten stehen lassen. Waschen und ausdrücken, etwas Zitronensaft drüber träufeln und stehen lassen. In der Zwischenzeit die Eier für ca. 10 Minuten kochen, vom Herd, schälen und in kleine Stücke schneiden. Mit jungem Spinat, geraspelter Karotte und Ingwer vermengen.

Zwiebeln zugeben und mit Olivenöl, Salz und Kurkuma würzen. Kalt servieren.

Nährwertangaben pro Portion: Kcal: 365, Proteine: 36,4 g, Kohlenhydrate: 8,7 g, Fette: 21,9 g

49.   Citrus-Pfeffer-Garnelen

Zutaten:

450 g frische, große Garnelen, geschält und entdarmt

1 biologische Zitrone, Saft und Schale

½ TL schwarzer Pfeffer, frisch gemahlen

ca. ½ TL Salz, für den Geschmack

½ TL Chilipulver

1 EL natives Olivenöl extra, light

2 EL frische Petersilie, gehackt

Zubereitung:

Zitronenschale, Zitronensaft, Salz, schwarzer Pfeffer und Chilipulver in einer großen Schüssel vermengen und Garnelen zugeben. Die Garnelen mit der Marinade gut bedecken und für mindestens 2 Stunden kühl stellen, damit die Garnelen mariniert sind.

Einen Wok oder eine Bratpfanne erhitzen und Öl zugeben, wenn der Wok oder die Bratpfanne sehr heiß ist. Garnelen für ca. 5 Minuten anbraten und bis sie weiß werden und komplett gekocht sind.

Auf eine Servierplatte geben, mit gehackter Petersilie garnieren und bei Bedarf mit Zitronenscheiben servieren.

Nährwertangaben pro Portion: Kcal: 142, Proteine: 20,3 g, Kohlenhydrate: 2,8 g, Fette: 6,2 g

50.　Hühnerbrust mit Kohl- und Tomatenfüllung

Zutaten:

4 Hühnerbrüste (je 110 g), ohne Haut und ohne Knochen

1-2 EL Olivenöl

115 g weicher Ziegenkäse

35 g Kohl, gehackt

15 g sonnengetrocknete Tomaten, fein gehackt

Salz und schwarzer Pfeffer, für den Geschmack

Zubereitung:

Den Ofen auf 400 °F (200 °C) vorheizen. Auflaufform mit dem Öl einfetten und zur Seite stellen.

120 ml Wasser in eine Pfanne geben und bei mittlerer Hitze zum Kochen bringen. Kohl, getrocknete Tomaten und ½ EL Öl zugeben und kochen bis der Kohl schlaff und die Tomaten weich sind. Mit Salz und Pfeffer nach Geschmack würzen und die Pfanne vom Herd nehmen.

Jede Hühnerbrust in flache, dünne Stücke schneiden und mit einem Fleischklopfer flach klopfen. Das flache Hühnchen auf die Arbeitsfläche geben und 1 EL Käse auf die Mitte geben. Die Kohl-Tomaten-Masse portioniert auf jedes Hühnchen, auf das Ende des Fleisches, geben und nach Geschmack mit Salz und Pfeffer würzen.

Das Hühnchen mit der Füllung aufrollen. Das Fleisch mit einem Zahnstocher verschließen, damit die Füllung nicht rausfällt. Die Rolle mit etwas Öl einfetten und in die gefettete Auflaufform geben.

Im Ofen für ca. 25 Minuten backen oder bis das Hühnchen durch und schön gebräunt ist. Aus dem Ofen nehmen und for dem Aufschneiden und Serviren 10 Minuten abkühlen lassen.

Warm mit der Tomatensalsa, wenn gewünscht, servieren.

Nährwertangaben pro Portion: Kcal: 420, Proteine: 23,2 g, Kohlenhydrate: 23,7 g, Fette: 1,7 g

51.   Grillhähnchen mit Zitrone-Rosmarin mariniert

Zutaten:

4 Hühnerbrüste (je 110 g), ohne Knochen und halbiert

2 EL Butterschmalz

1 biologische Zitrone, Saft und Schale

2 TL getrockneter Rosmarin

2 Knoblauchzehen, gewürfelt

1 TL schwarzer Pfeffer, zerkleinert

½ TL Tafelsalz

4 Zitronenscheiben, zum Servieren

1 EL Olivenöl, zum Bestreichen und Einfetten

Zubereitung:

Zitronenschale, Zitronensaft, Rosmarin, Knoblauch, Salz und Pfeffer in einer großen Rührschüssel vermengen und Hühnchen zugeben. Das Hühnchen mit der Marinade gut bedecken und für mindestens 2 Stunden kühl stellen.

Den Gas- oder Holzkohlengrill anheizen und das Gitter mit etwas Öl einfetten. Das Hühnchen auf das Gitter geben und für ca. 5 bis 10 Minuten auf jeder Seite grillen.

Ghee und Marinade vermengen und das Hühnchen während des Grillen gleichmäßig auf allen Seiten einstreichen.

When das Hühnchen fertig ist, vom Grill nehmen und für 5 Minuten ruhen lassen. Auf eine Servierplatte geben und bei Bedarf mit Zitronenscheiben servieren.

Nährwertangaben pro Portion: Kcal: 274, Proteine: 27,2 g, Kohlenhydrate: 4,3 g, Fette: 17,1 g

52. Eier mit frittiertem Gemüse und Chiasamen

Zutaten:

2 Ei

3 Eiweiß

1 kleine Zwiebel

1 kleine Karotte

1 kleine Tomate

2 mittelgroße rote Paprika

1 EL Chiasamen, gemahlen

Salz

1 EL Olivenöl

Zubereitung:

Das Gemüse waschen und mit einem Küchenpapier trocken tupfen. In Scheiben oder Streifen schneiden. Olivenöl bei mittlerer Hitze erwärmen und das Gemüse für ca. 10 Minuten anbraten, dabei ständig rühren. Chiasamen zugeben und gut mischen. Warten bis das Gemüse weich ist und dann Eier zugeben. Für weitere 2-3 Minuten anbraten. Vom Herd nehmen und servieren.

Nährwertangaben pro Portion: Kcal: 190, Proteine: 15,7 g, Kohlenhydrate: 2 g, Fette: 14,6 g

53. Hähnchenflügel

Zutaten:

12 - 18 Hähnchenflügel

1 TL Ingwer, gemahlen

1 EL Honig

2 TL Olivenöl

80 ml Worcestershiresauce

2 Frühlingszwiebeln, gewürfelt

2 Knoblauchzehen, gewürfelt

Zubereitung:

Einfache alle Zutaten auf den Hähnchenflügeln verteilen und in einen Topf geben. Bei niedriger Hitze für ungefähr 1 Stunde kochen. Die Flügel sollten goldbraun sein, ein Zeichen, dass sie gut durch sind. Gewürze nach Geschmack zugeben. Als Vorspeise mit Ketchup oder einer anderen Soße servieren.

Nährwertangaben pro Portion: Kcal: 82, Proteine: 7,8 g, Kohlenhydrate: 1,5 g, Fette: 5,8 g

54.   Bohnen und Spinat

Zutaten:

150 g grüne Bohnen, aus der Dose

220 g gehackter Spinat

2 Dosen Thunfisch, ohne Öl

1 EL Olivenöl

1 TL Rotweinessig

Salz, für den Geschmack

1 EL Kurkuma, gemahlen

Zubereitung:

Grüne Bohnen mit gehacktem Spinat und Thunfisch vermengen. Mit Olivenöl, Essig und Salz würzen. Etwas Kurkuma vor dem Servieren zugeben.

Nährwertangaben pro Portion: Kcal: 318, Proteine: 12,3 g, Kohlenhydrate: 36,7 g, Fette: 17,1 g

55.   Leichtes Mittagessen mit Pute

Zutaten:

3 dünne Scheiben geräucherte Putenbrust

75 g Salat

1 kleine Tomate

1 kleine Zwiebel

1 rote Paprika

1 EL Zitronensaft

Salz, für den Geschmack

Zubereitung:

Gemüse in kleine Stücke schneiden. Putenbrustscheiben zugeben und mit Salz und Zitronensaft würzen.

Nährwertangaben pro Portion: Kcal: 190, Proteine: 15,2 g, Kohlenhydrate: 18,3 g, Fette: 6 g

56. Thunfisch mit Oliven

Zutaten:

450 g Thunfisch aus der Dose, ohne Öl

75 g Salat, gehackt

1 kleine Zwiebel

90 g Oliven

45 g rote Paprika, gewürfelt

1 EL Olivenöl

Salz

1 EL Zitronensaft

Zubereitung:

Zwiebeln schälen und klein schneiden. Thunfisch und gehackten Salat mit der Zwiebel vermengen. Gut verrühren. Oliven und rote Paprika zugeben. Mit Olivenöl, Salz und Zitronensaft würzen. Für ca. 20-30 Minuten kühl stellen.

Nährwertangaben pro Portion: Kcal: 350, Proteine: 20,2 g, Kohlenhydrate: 21,2 g, Fette: 19,7 g

57.   Hüttenkäse mit Limettendressing

Zutaten:

440 g Hüttenkäse

1 große Gurke

65 g Walnüsse, gemahlen

60 ml Limettensaft

60 g fettarme Sahne

1 TL Limettenextrakt

1 EL Olivenöl

¼ TL Pfeffer

Zubereitung:

Als erstes das Limettendressing machen. Limettsaft mit fettarmer Sahne, Limonenextrakt und Olivenöl vermengen. Etwas Pfeffer (je nach Geschmack) zugeben. Gut verrühren und ca. 30 Minuten kühl stellen. Die Gurke schälen und in kleine Würfel schneiden und mit gemahlenen Walnüssen und Hüttenkäse vermischen. Dressing über den Salat geben und kalt servieren.

Nährwertangaben pro Portion: Kcal: 201, Proteine: 18,2 g, Kohlenhydrate: 26,4 g, Fette: 1,5 g

58. Linsen mit Sahne

Zutaten:

270 g Linsen, aus der Dose

1 kleine Aubergine

60 g fettarme Sahne

60 ml Zitronensaft

2 EL Olivenöl

1 EL gehackte Petersilie

1 große Tomate

1 kleine Zwiebel

Zubereitung:

Aubergine schälen und waschen. In dünne Scheiben schneiden und mit fettarmer Sahne, Zitronensaft und Olivenöl vermischen. Ein Elektrorührgerät or einen Mixer verwenden um ein gleichmäßiges Mousse zu erhalten. Für ungefähr 30 Minuten zum Abkühlen in den Kühlschrank stellen. In der Zwischenzeit das Gemüse in dünne Scheiben schneiden. Mit Linsen-Auberginen-Mousse mischen. Mit etwas Petersilie bestreuen und servieren.

Nährwertangaben pro Portion: Kcal: 287, Proteine: 17,2 g, Kohlenhydrate: 30,3 g, Fette: 11,7 g

59.   Reis mit Champignons

Zutaten:

95 g brauner Reis

150 g frische Champignons

1 EL Öl

1 große Tomate

15 g frische Petersilie

60 ml Limettensaft

Salz

Pfeffer

Zubereitung:

Als erstes den Reis kochen. Waschen und abtropfen und in einen Topf mit 240 ml Wasser geben. Gut verrühren und zum Siedepunkt bringen. Zudecken und für ungefähr 15 Minuten bei niedriger Hitze kochen. Vom Herd nehmen und abkühlen lassen.

Als nächstes die Champignons vorbereiten. Waschen und in ähnlich große Stücke schneiden. Öl in einer Bratpfanne bei niedriger Hitze erwärmen. Champignons zugeben und gut verrühren. Bei niedriger Hitze anbraten bis alle Champignons weich sind oder bis das Wasser verdunstet ist. Aus der Bratpfanne nehmen. Salz hinzufügen und mit dem Reis mischen.

Tomate in kleine Würfel schneiden und alle Zutaten mit Reis und Champignons vermengen. Mit Salz, Pfeffer und Limettensaft würzen. Warm servieren.

Nährwertangaben pro Portion: Kcal: 324, Proteine: 9,9 g, Kohlenhydrate: 42,8 g, Fette: 15,2 g

60. Gurke mit Joghurt

Zutaten:

1 große Gurke

1 TL Knoblauch, gemahlen

250 g fettarmer Joghurt

1 EL Hüttenkäse

Zubereitung:

Die Gurke schälen und in dünne Scheiben schneiden. Mit Joghurt, Käse und Knoblauch vermischen. Vor dem Servieren mindestens 30 Minuten kühl stellen. Bei Bedarf etwas Salz zugeben.

Nährwertangaben pro Portion: Kcal: 217, Proteine: 10,7 g, Kohlenhydrate: 11,8 g, Fette: 16,5 g

61. Koriander-Knoblauch-Burger mit Parmesan

Zutaten:

2 Dosen Linsen, abgetropft

3 Knoblauchzehen, gewürfelt

40 g Semmelbrösel

25 g Parmesan (am besten frisch gerieben, aber es geht auch anders)

1 Ei, geschlagen

480 ml Wasser

60 g Mehl

Salz und Pfeffer, für den Geschmack

Zubereitung:

Linsen in einer mittleren Schüssel mit einer Gabel zerdrücken und dann mit Knoblauch, Semmelbrösel und Käse mischen. Zu Brätlingen formen und zur Seite stellen. Ei und Wasser in einer Schüssel verquirlen; Mehl und Salz & Pfeffer in einer anderen Schüssel. Jedes Brätling vorsichtig mit der Mehlmischung bedecken, dann in das Ei geben und dann wieder mit Mehl bedecken. Öl in einer großen Bratpfanne bei mittlerer Hitze erwärmen. Die

Burger für ca. 2-3 Minuten auf der Seite anbraten bis sie gebräunt sind.

Mit warmem Brot oder in einer Pita mit Koriander, Joghurt, Zwiebel, Tomaten oder was man will, servieren - aber dies ist optional!

Nährwertangaben pro Portion: Kcal: 115, Proteine: 5,9 g, Kohlenhydrate: 28,8 g, Fette: 2,1 g

WEITERE TITEL DIESES AUTORS

70 Effektive Rezepte um Übergewicht zu Vermeiden und Gewicht zu Verlieren: Fett schnell verbrennen durch die Verwendung von richtiger Diät und kluger Ernährung

von

Joe Correa CSN

48 Rezepte zur Verminderung von Akne: Der schnelle und natürliche Weg zum Beheben Ihres Akne-Problems in weniger als 10 Tagen!

von

Joe Correa CSN

41 Rezepte zur Vorbeugung von Alzheimer: Verringern oder Beseitigung des Alzheimer Zustandes in 30 Tagen oder weniger!

von

Joe Correa CSN

70 wirksame Rezepte bei Brustkrebs: Vorbeugen und bekämpfen von Brustkrebs mit kluger Ernährung und kraftvollen Lebensmitteln

von

Joe Correa CSN